Conserver la [illegible]

AUX AGRICULTEURS DU LOT

DE LA CAUSE

DE LA

MALADIE DES BREBIS

EN 1864-1865.

Suivie d'une liste des propriétaires primés et de ceux qui ont exposé des animaux recommandables. — Rapide exposé sur la nécessité de diviser l'agriculture en deux grandes classes indépendantes, soit : 1° en grande culture ; 2° en petite culture.

PAR

A. BÉTILLE

Propriétaire, à St-Néboule, près Figeac.

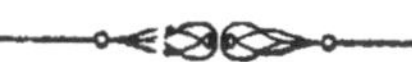

Se trouve chez tous les Libraires. — Prix : 1 fr.

CAHORS

IMPRIMERIE DE A. LAYTOU

1865

DE LA CAUSE RÉELLE

DE LA

MALADIE DES BREBIS

DE LA CAUSE RÉELLE

DE LA

MALADIE DES BREBIS

EN 1864

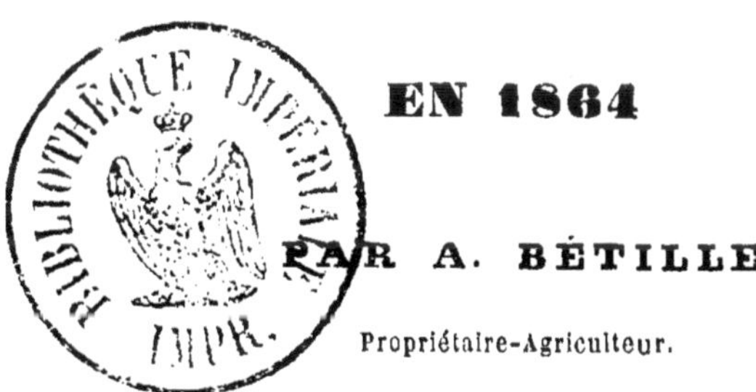

PAR A. BÉTILLE

Propriétaire-Agriculteur.

CAHORS

IMPRIMERIE DE A. LAYTOU, RUE DE LA MAIRIE, 6

1865

INTRODUCTION

Excité par le désolant spectacle que nous offre, cette année, l'état sanitaire de l'espèce ovine, et par les pertes considérables qui en résultent, j'ai cru qu'une constatation sérieuse et fondée sur la cause directe de ce regrettable mal, ne pourrait être que bien venue et bien utile à ceux de mes concitoyens qui, comme moi, s'intéressent à cette race lucrative.

C'est dans l'intérêt surtout de certains propriétaires et fermiers qui, après avoir vu souffrir et mourir leurs bestiaux, sont encore à se demander comment ils ont pu perdre ainsi un des plus importants produits de leur exploitation, que je me résous à livrer à la publicité quelques observations, qui, tous les ans, leur permettront, non seulement de conserver leurs troupeaux dans l'état le plus prospère et le plus satisfaisant, mais qui, surtout, dans une année pareille, pour le danger, à celle qui vient de s'écouler, auront pour but de prévenir le mal puisqu'on en connaîtra la cause.

Être utile est donc ma seule intention, et au milieu de tant d'hypothèses différentes et plus ou moins absurdes, dont la maladie de la brebis est l'objet, répandre la véritable cause du mal, devient, je crois, un devoir.

Les personnes donc, qui auront intérêt à jeter les yeux sur un si simple sujet, voudront bien envisager uniquement l'intention qui a dicte ces paroles et fermer les yeux sur le style étranger à l'art d'écrire, je demande l'indulgence de ceux qui me liront.

Je dois aussi prévenir le lecteur que, complétement retiré depuis l'âge de dix-huit ans (1), dans une propriété (Sainte-Neboule), dont la bête à laine est le grand revenu, je me suis toujours attaché à ce précieux animal, sur lequel j'ai constamment veillé; ce n'était pas assez, toutes les fois que j'ai pu entendre parler l'expérience à son sujet, j'en ai saisi l'occasion avec un vif intérêt. Cette année surtout, si mon bercail a été victime de ma trop grande confiance dans un vieux berger, je n'en ai pas moins eu la longue occasion de suivre, pas à pas, la marche du mal, et celle d'étudier attentivement

(1) Dix-huit ans d'expérience.

les parties intérieures des animaux qui avaient succombé. Le résultat de ces diverses observations, joint aux nombreux renseignements que j'ai pris, tant de loin que de près, m'ont permis d'établir, d'une manière positive, l'uniformité de la maladie sur toute l'étendue du chemin qu'elle a fait, et enfin, d'en distinguer la cause réelle et incontestable.

Je préviens, de plus, que quoique j'aie étendu mes investigations assez au loin pour asseoir ma conclusion sur la plus solide base possible; je ne nommerai ni les personnes, ni les propriétés théâtre de mes observations. J'ai eu de trop nombreuses occasions de me convaincre que beaucoup de personnes (bergers et autres), *s'opiniâtraient à contester, par pur amour-propre, et parce qu'elle était une faute, une vérité dont ils étaient loin de douter.*

DE LA CAUSE RÉELLE

DE LA

MALADIE DES BREBIS

EN 1864

CHAPITRE I

CONDITIONS GÉNÉRALES

La maladie qui a frappé, cet hiver, les bêtes à laine, ayant été générale, la cause qui l'a produite a dû l'être aussi. Pour bien saisir cette cause, il est indispensable de suivre la maladie partout où elle s'est appesantie, et de bien examiner la manière dont elle a agi.

Nous observons d'abord que, comme dans nos environs, le mal a envahi des troupeaux situés à de grandes distances, et que partout son action a été la même. Qu'en certains endroits, particulièrement dans quelques propriétés, il a fait de grands ravages. Qu'à côté de celles-ci, il passait inoffensif sur d'autres, tandis que, non loin encore, il occasionnait des pertes plus ou moins sensibles ; enfin, que la maladie a sévi sur les troupeaux à des moments différents.

Voilà les principales remarques que nous ne perdrons plus de vue, et dont le développement nous conduira infailliblement à la *conclusion* cherchée, c'est-à-dire, à la constatation de la véritable cause du mal.

CHAPITRE II

DES DIVERSES CAUSES DE LA MALADIE

Parmi les nombreuses causes qu'on rend vulgairement solidaires des maux qui ont atteint certaines bergeries, une seule est vraie : c'est la rosée.

Toutes les autres opinions sont erronées et inadmissibles.

Nous avons déjà dit que la maladie qui a frappé la brebis a été générale ; disons aussi que si quelques troupeaux ont été épargnés, il ne faut l'attribuer à l'habileté de leurs gardiens que d'une manière tout à fait exceptionnelle. Ils ne le doivent en effet qu'à la situation plus favorable des pâturages où ils ont pacagé. Tous les bergers ou, du moins, presque tous, ont eu le même tort l'été dernier. Presque tous, craignant pour leurs troupeaux, la chaleur de la journée, les menaient paître avec la rosée, le matin, le soir, et même la nuit : ce qui fut une grande faute.

La faute ayant été générale, la maladie qui en a été la conséquence, devait l'être aussi. Est-ce donc là la cause réelle et générale de la maladie? Je dirai oui : car tous les raisonnements me le prouvent.

Cependant, avant d'entrer dans le *développement* de cette thèse, je vais écarter (et ce sera facile) les opinions de ceux qui accusent des causes différentes, dont les principales sont :

1° La famine;

2° La soif;

3° Les mauvaises boissons;

4° Les brouillards empoisonnés;

5° Le degré inaccoutumé de la chaleur de l'été dernier;

6° Le gland;

7° La terre mangée par la brebis, ou la terre qu'elle a avalée par la respiration;

8° La mousse.

Voilà les seules causes auxquelles nos campagnes attribuent tout le mal. Il nous reste à les peser une à une.

Première cause. — La famine.

La famine, — quoique les brebis en aient réellement souffert, — n'a pas occasionné de pertes sérieuses dans les troupeaux sains (1). Je n'en veux pour preuve que ceux qui, n'ayant pacagé que dans des endroits élevés, arides, dépourvus de feuillages, où, par conséquent, ils ne trouvaient que quelques rares tiges d'herbe rôtie, n'ont eu aucune perte à regretter.

J'ai même l'aveu d'un grand nombre de propriétaires et fermiers qui, malgré leurs justes craintes à ce sujet, reconnaissent unanimement n'avoir eu aucune perte causée par la famine ; d'un autre côté, beaucoup de petits propriétaires m'ont déclaré avoir perdu leurs bestiaux malgré une bonne et abondante nourriture.

J'ai remarqué, de plus, bon nombre de petits troupeaux de brebis qui ont agnelé en mars dernier. Ces troupeaux ont été généralement pourvus tout l'hiver de rations quotidiennes convenables. Ils ont mis bas dans toutes les bonnes conditions de pâture. Leurs chefs espéraient de bons résultats. Qu'est-il arrivé ? C'est que la plupart des nouveaux nés ont péri, malgré l'abondance de la mamelle ! (Voir aux notes additionnelles à la fin de la brochure, 1re note).

(1) J'appelle sains, les troupeaux qui n'ont pas été enrosés.

Ces exemples sont nombreux, et prouvent suffisamment, ce me semble, quel devait être l'état de la mère pendant la gestation (état irréparable pour le fœtus qui naissait chétif et avorton, mais relevé dans la mère par les soins qu'on leur donne toujours avant la mise bas), ou bien, quelle devait être la qualité du premier lait dont se rassasiaient ces jeunes animaux. Ce n'est certainement pas la famine qui produisait ces effets significatifs.

On doit considérer surtout que, dans les bergeries où l'on a perdu un assez grand nombre de têtes, on a pu constater qu'il ne mourait pas plus de brebis vieilles, sans force, souvent brèche-dents, et nourrices, que de brebis jeunes, bien dentées, et ayant été très-vigoureuses à l'approche de l'hiver.

J'ai remarqué, chez moi, une brebis, que j'ai encore, qui ne conservait que trois dents du même côté. Elle comptait dans un troupeau de cent soixante têtes au 1er février dernier. Elle n'était plus que la cent dix-septième au 1er avril, mais elle comptait encore dans les cent quatre qui couraient aux champs ; et elle n'avait été l'objet d'aucun soin particulier.

Or, sur les quarante-trois qui manquaient, dont la plus grande partie avait déjà péri, et l'autre était sur le point de le faire, la plupart étaient de jeunes brebis de un à trois ans, séparées du troupeau dès qu'on les doutait malades, et nourries abondamment au ratelier jusqu'à leurs derniers moments. Elles vivaient ainsi. mangeant et ruminant pendant un ou deux mois.

Or, si quelques brebis ont dû mourir d'inanition, ce sont plutôt celles à qui les dents faisaient défaut que les autres. Et, dès que nous pouvons établir, au contraire, que les brebis les plus jeunes, les plus robustes, quoique ne nourrissant pas, ont été traitées comme les plus vieilles, et les plus achevées nourrices, ont principalement succombé, malgré tous les soins qu'on a pu leur prodiguer à temps, il n'est plus permis d'accuser la famine proprement dite, comme cause générale de l'épizootie.

Deuxième cause.— La soif.

La soif, de son côté, n'a pas fait de victimes, puisqu'il est sûr que parmi les troupeaux qui ont bu le plus, beaucoup n'ont pas été plus épargnés par le mal dont nous cherchons la cause, que ne l'ont été quelques autres parmi ceux qui ont bu le moins, et qu'au nombre de ces derniers, beaucoup sont restés au complet.

Je pourrais même citer un petit troupeau d'une

vingtaine de têtes, qui n'a pas bu du tout, et qui n'a pas eu la moindre perte, et dont l'état a toujours été très-bon.

Donc, l'accusation portée sur la soif, n'a aucun fondement, puisque les troupeaux qui ont été à portée de se désaltérer, ont été atteint dans les mêmes conditions que ceux qui n'ont pas eu cet avantage.

Troisième cause. — Les mauvaises boissons.

On entend par mauvaises boissons, les eaux des mares en général. On suppose que la santé des troupeaux auxquels on n'a pu offrir d'autres rafraîchissements que la vase de certains bourbiers presque desséchés n'a pu être que gravement compromise.

Je suis loin de contester dans tous les cas l'influence des mauvaises boissons. Mais, quand je considère que les troupeaux qui ont puisé aux sources les plus pures ou aux ruisseaux les plus limpides, ont été atteint, je ne puis plus admettre que les eaux stagnantes ou vaseuses, à quelque degré que ce soit, aient produit seules le mauvais effet qu'on leur attribue. Un grand nombre de têtes qui s'abreuvaient journellement sur les deux rives du Célé, depuis sa source jusqu'à son embouchure, n'ont-elles pas péri?

Quatrième cause. — Les brouillards.

Quelques personnes, ne pouvant s'en prendre, ni à la famine, ni à la soif, ni à la mauvaise qualité des eaux, parce qu'elles jouissaient de ces précieux avantages, attaquent les brouillards, qu'elles accusent d'infection.

Il n'est pas une seule propriété, aussi étendue qu'elle soit, sur laquelle ces vapeurs désagréables aient pu se fixer exclusivement ; elles ont dû s'étendre et rouler tout au tour, selon leur jeu habituel, sur d'autres propriétés voisines. Si telle était la cause du mal, les troupeaux voisins, situés dans un même vallon fréquenté par les brouillards, devraient être atteints, paraît-il dans des conditions à peu près égales : ce qui n'est pas.

On rencontrera, en effet, rarement plusieurs troupeaux voisins frappés à peu près au même degré.

Ceci même paraît très-extraordinaire que, partout où ce mal a passé, on trouve des troupeaux bien portànts, à côté d'autres en fort mauvais état. C'est ce qui achève de prouver que la cause de cette épizootie n'était nullement atmosphérique : car il est inadmissible que les troupeaux voisins, respirant un air vicié au même degré, se soient sauvés ou perdus d'une manière si extrême. Tandis que rien mieux que ce contraste frappant, de la santé à côté de la maladie, ne peut caractériser l'effet incontestable du gardage, et la différence des pâturages que nous dénonçons déjà, et que nous développerons plus loin.

Quant aux brouillards, nous dirons pour dernier argument que, n'ayant pas été plus abondants l'année dernière que de coutume, ils n'ont pas dû nuire davantage.

Cependant, on doit toujours préserver soigneusement les troupeaux de leur dangereux contact.

Cinquième cause. — Le degré inaccoutumé des chaleurs de l'été dernier.

On accuse encore directement l'effet brûlant du soleil. Mais ce ne peut être là encore la cause du mal : car, l'été dernier, on a gardé les troupeaux de deux manières seulement, et selon deux intentions bien opposées. Quelques bergers craignant pour leurs troupeaux *l'effet trop vif* des rayons brûlants du soleil, les en ont *soigneusement* préservés, en ne les faisant paccager que la nuit, de grand matin, ou le soir, fort tard. D'autres, au contraire, mais en plus petit nombre, suivant une tradition trop *méconnue*, et craignant, par dessus tout, la rosée, n'ont jamais fait paccager leurs troupeaux qu'en plein soleil, ***mais avant le fort de la chaleur.***

Les troupéaux gardés en plein soleil sont encore entiers; les autres, au contraire, sont considérablement réduits. J'ai entendu un homme dire, dans une foire, à ce sujet, qu'il n'avait jamais mené paître ses brebis sans s'être assuré d'avance, en touchant l'herbe de sa main, que la rosée avait bien disparu. Inutile d'ajouter que son petit troupeau, composé d'une quarantaine de têtes, s'en est bien trouvé. Impossible, en effet, de voir jamais de brebis plus fraîches et plus vigoureuses que les siennes, chose fort rare cette année.

Sixième cause. — Le gland.

Dans certains pays, on croit que les brebis ont péri parce qu'elles ont consommé trop de glands. Ce n'est pas là, non plus, la cause générale de la maladie, jamais abondance de glands n'ayant produit un ravage pareil. Or, s'il est vrai que quelques brebis aient pu mourir d'une indigestion de glands, c'est un fait isolé et entièrement accidentel qui n'a et ne peut avoir aucun rapport avec la maladie actuelle, puisque les brebis ont succombé cette année-ci, pour la plupart, sans en avoir goûté.

Septième cause. — La terre mangée par les brebis, et la poussière qu'elles ont dû avaler par la respiration.

D'autres personnes disent qu'elles ont trouvé de la terre dans le corps de quelques brebis qui, poussées par la faim, s'étaient si profondément adonnées à la poursuite des racines des plantes, qu'elles ne pouvaient les dévorer sans avaler en même temps la terre qu'on prétend leur avoir occasionné la mort. C'est ce qui constitue une opinion favorable à la cause réelle de la maladie, qui paraît avoir assez de crédit.

C'est une erreur de plus, au moins quant à sa généralité. Sans doute quelque brebis ont pu périr par suite d'obstructions formées par la terre qu'elles avaient avalée ; car tous les ans, elles en consomment de même. Beaucoup de brebis ont, en effet, la manie de déterrer avec leurs pattes, pour les manger, les racines de certaines plantes dont le goût leur plaît. Mais, malgré le soin qu'elles mettent à écarter la terre qui entoure ces racines, il leur est impossible, comme on le dit, de les atteindre bien profondément sans avaler en même temps quelque peu de terre, et ce fait n'est pas particulier à cette année. Tous les ans, on peut remarquer ce même instinct, et voir des brebis qui se livrent plus ou moins à cet exercice. Mais comme, tous les ans, les brebis n'en meurent pas, j'en déduits que ce n'est pas, pour cette année, la cause générale du mal qui a sévi.

Du reste, parce qu'on aurait pu rencontrer quelques brebis contenant intérieurement des parties terreuses ou autres, on n'est pas fondé à rendre responsable de la maladie générale cette cause tout à fait individuelle. Tous les ans, on a occasion d'observer de semblables anomalies, par l'examen intérieur des animaux dont on n'a pu comprendre la maladie. Ainsi, on rencontre parfois dans leur corps des boulettes de laine aussi bien que d'autres étrangetés.

Ces doux animaux, en cherchant à se défendre contre ces petits insectes écornifleurs (dont je tais le vrai nom) qui s'acharnent à leur peau et leur causent des démangeaisons insupportables, ne peuvent s'empêcher de prendre, entre leurs dents, quelques légers lambeaux de laine. Ce sont les fils de cette même laine dont ils ne peuvent plus débarrasser leurs dents sans en avaler, petit à petit, quelques-uns qui, à la longue, finissent pas former un *peloton* plus ou moins volumineux à l'endroit où ils se sont localisés, et par causer leur mort. Ce cas, comme le précédent, a été l'objet de quelques observations, mais ce sont des accidents tout-à-fait rares, que je ne cite que pour convaincre les personnes portées à donner de la gravité à quelques faits exceptionnels, ou désireuses de trouver une cause générale dans ce qui n'est que particulier ou insignifiant.

Est-ce, d'ailleurs, la famine qui poussait les brebis à recourir à la racine des plantes? Non, et voici pourquoi : Le matin, quand les brebis sortent du parc, qu'elles sont encore à jeun, on ne les voit presque jamais agir ainsi. Alors, si on les mène directement pâturer dans un champ où elles n'auront autre chose à manger que des racines souterraines, on ne pourra les tenir en place, elles chercheront d'autres directions à l'aventure. Mais si le parc se trouve sur une partie de ce même champ, on verra, le soir, à leur retour des pâturages, quand elles seront *repues* et qu'elles l'envahiront pour s'y loger, avec quelle *ardeur* elles se livreront à l'extraction des racines. Ce n'est donc pas le besoin mais bien le goût qui les pousse à rechercher cette nourriture.

Pour s'en convaincre tout-à-fait, on n'a qu'à jeter les yeux, tous les ans, sur un champ en chaume où parque un troupeau. On voit toujours que la partie parquée devient un véritable labour opéré par les petits et nombreux creusements que les brebis pratiquent autour de chaque plante pour la dégager ; ce qui agite la terre en tout sens au fur et à mesure que la parquée s'avance dans la partie en chaume et produit l'effet signalé. Ce serait là le grand danger, mais les brebis n'en meurent nullement. De plus, ce n'est jamais le matin, mais toujours le soir qu'elles s'amusent à cet exercice.

Ce n'est pas davantage la poussière que les troupeaux ont humée dans les longs parcours qu'ils ont été obligés de faire sur les chemins publics et poudreux, pour se rendre à des pâturages ou des abreuvoirs éloignés, qui les a abattus.

Je connais quelques propriétés importantes qui furent dans la nécessité d'envoyer abreuver leurs troupeaux à une ou deux heures de distance. On leur faisait faire ce trajet au moins trois fois par semaine pendant tout l'été. Ils étaient continuellement *enveloppés* dans un épais tourbillon de poussière pendant toute *la durée* de ce parcours, sans qu'il en soit résulté aucun désavantage.

On sait aussi qu'il existe bon nombre d'autres propriétés dont les pâturages se trouvent fort éloignés, et où les troupeaux ne peuvent se rendre l'été, sans être exposés sans cesse à la poussière. *Quoique ce ne soit pas là* un avantage hygiénique pour eux, il nous suffit de remarquer que ceux-là-même qui y sont le plus exposés n'en ont jamais souffert, pour rester convaincus que la poussière seule n'a pas pu faire beaucoup de mal. Cette année surtout ne trouvons-nous pas beaucoup de troupeaux malades dans des propriétés où ils ne sont pas le moins du monde soumis à cet inconvénient ?

Huitième cause. — La Mousse.

Une dernière accusation retombe sur la mousse. On assure que les brebis à force de raccourcir l'herbe et le gazon sur toute l'étendue des pâturages, qui ne se travaillent pas, tels que bois, prés, vieilles friches, etc., finissent par manger la mousse elle-même, et que cette mauvaise nourriture, dont on a trouvé des *fragments* dans plusieurs parties du corps, a été la cause de leur perte.

J'ai cru quelques temps au rôle important que cet agent devait *jouer* dans la maladie ; mais je n'ai pu rester longtemps dans cette erreur.

J'ai fait l'autopsie du corps de plusieurs brebis. Ayant remarqué dans toutes une putréfaction du foie, plus ou moins avancée, cet organe devint l'objet d'un examen plus minutieux. J'en ouvris quelques-uns, et je remarquai que tous étaient tachetés d'innombrables petits points blancs, dont chacun indiquait un commencement de putréfaction. Au centre de chacun de ces petits points, j'observais encore un bien plus petit point noir, qui paraissait être la cause directe, le principe de la corruption. Pour que mes observations fussent plus exactes, je me servis d'une petite loupe. Tous ces atomes me parurent transformés par le développement qu'ils avaient acquis, à l'aide de ce petit instrument, en autant de petits brins de mousse parfaitement reconnaissables. Comment avaient-ils pénétré dans un corps aussi compacte ? je ne pouvais le dire.

Je répétais cette opération toutes les fois qu'une occasion nouvelle se présentait, et chaque fois je restais de plus en plus convaincu que les vrais petits brins de mousse étaient bien les agents corrupteurs des parties de foie sur lesquelles ils étaient adaptés. Je ne voulus pas m'en rapporter à moi-seul ; je pris un nouveau foie que j'emportai à Figeac devant une personne *compétente* en pareille matière. Cette personne voulut bien m'aider immédiatement mes recherches et y contribuer elle-même, non-seulement en me procurant un instrument plus positif, mais encore en m'aidant de ses lumières.

Après avoir successivement placé plusieurs des susdits petits points noirs, tirés du foie, au point d'observation d'un microscope solaire, ils nous apparurent, non plus comme des brin de mousse, mais comme une ramification d'ovules infiniment petits, qui ne pouvaient être autre chose qu'un germe *vermineux* sans rapport aucun avec la mousse.

Depuis ce moment ma *croyance* en la mousse comme cause accessoire de la maladie qui a produit tant de pertes sur l'espèce ovine, a complètement disparu.

Bien plus, c'est précisément la présence de ces innombrables germes pustuleux qui fourmillent dans les organes les plus essentiels à l'existence de ces animaux, qui a *déterminé* d'une manière plus profonde la conviction dans laquelle j'étais déjà, que la rosée est la cause unique du mal.

J'étais persuadé depuis longtemps que la rosée est pour la brebis un principe d'altération et de décomposition ; or, comme j'avais déjà trouvé dans la tête des animaux dont j'avais fait l'autopsie des vers assez gros et d'autres plus petits, et que toutes les parties qui en contenaient étaient pourries. Quand j'eus constaté l'état du foie, je pensai que le même principe devait agir sur toutes les parties de l'animal, avec la seule différence d'un développement plus ou moins rapide.

Dans plusieurs endroits, où on a cherché à s'éclairer sur la cause interne de la mort des brebis, on a déclaré aussi leur avoir trouvé des vers dans la tête. J'ai même entendu dire qu'on en avait rencontré d'une longueur et d'une grosseur bien supérieure à celle de ceux que j'ai rencontrés moi-même, qui étaient en moyenne de la grosseur de ceux qu'on rencontre parfois dans les petits fromages du pays. Quelques-uns seulement avaient trois ou quatre fois la grosseur du plus grand nombre. Ce qui ferait supposer qu'ils se développaient encore. J'en trouvai trente-deux de grosseurs différentes au fond des narrines d'une même brebis. On dit aussi leur en avoir trouvé au fond du cou, ce qui semblerait expliquer la toux qui tracasse tant parfois ces pauvres animaux.

De la véritable et unique cause du mal. — La rosée.

Nous avons déjà dit que la véritable cause de la maladie était la rosée, qu'on leur a fait absorber avec l'herbe dont on les nourrissait l'été dernier.

Personne n'ignore, en effet, que rien n'est plus contraire à la santé de la brebis que la rosée, quoique rien ne contribue plus rapidement à son engraissement.

Il ne m'appartient pas de rechercher comment il peut en être ainsi. *Je constate seulement un fait que toute tentative d'expérience corroborera.*

Cependant, il paraît certain que la rosée produit sur tout l'organisme de la brebis, une fermentation purulente qui favorise d'abord son embonpoint, pourvu qu'elle soit engraissée rapidement par une nourriture choisie, mais qui la détruirait inévitablement si on cherchait à la conserver trop longtemps dans cet état d'extrême enrosement.

Si donc on veut engraisser une brebis, qu'on lui fasse paître l'herbe gonflée par la rosée; qu'on la prive avec soin de la vue du soleil; qu'on lui donne à discrétion les plantes les plus succulentes, et qu'on l'abatte aussitôt que le moment sera venu dans la crainte qu'elle ne succombe subitement à une maladie du foie qui ne lui ferait pas grâce.

Mais si, au contraire, on veut conserver une brebis dans un état de santé parfaite, qu'on se garde de s'exposer au danger de la rosée, la rosée étant pour elle un immanquable levain de décomposition qui paraît agir avec d'autant plus d'efficacité que la brebis trouve d'autant moins à combattre son action désorganisatrice, par une abondante nourriture. C'est ainsi que l'été dernier les brebis ayant été généralement enrosées, et s'étant vues de plus privées d'une nourriture réparatrice ; elles ont dû succomber en grand nombre.

Voici les divers signes extérieurement apparents et sûrs de l'enrosement : L'influence de la rosée se manifeste dans les troupeaux dont elle a compromis la santé par des signes nombreux.

D'abord, la brebis a embelli par le fait de la rosée ; mais plus tard elle maigrit et faiblit. Son air devient abattu, sa laine se détache à la moindre pression selon le degré du mal. Le blanc de ses yeux devient graisseux et gonflé, les veines qui le sillonne pâlissent, souvent une matière purulente et sanguinolente (indice certain que la vermine à envahi l'intérieur de sa tête voir page 19), s'écoule par ses narrines (1). Enfin il se forme une tumeur aqueuse dans la ganache de l'animal, si on la perce avec une épingle, il en coule goutte à goutte une eau excessivement brillante. C'est cet œdème qui indique la dernière période de la maladie, qu'on appelle vulgairement *la montre*.

(1) On a vu des brebis malades expulser avec cette matière des vers de leurs narrines par l'éternuement et revenir à une bonne santé.

Les brebis peuvent être plus ou moins enrosées ; mais celles qui ne périssent pas quant elles ont montré sont l'exception. J'ajouterai qu'elles re meurent pas toujours dans l'année même de l'enrosement. J'ai remarqué, et d'autres m'assurent en avoir fait autant, que quelques brebis qui avaient montré ne mouraient que l'année d'après, et lorsqu'on les croyait hors de danger. Je recommande sérieusement cette particularité. *Il y a danger pour les troupeaux qui ont été malades si on ne les soigne pas cet hiver en conséquence.* On comprend de même qu'elles recouvrent leur santé qu'on a vue compromise, lorsqu'elles redeviennent alertes et fortes malgré que la laine suive facilement et que le blanc des yeux dénote encore le mauvais état interne. Il arrive souvent dans ce cas que si on veut *prendre* un de ces animaux par sa toison, celle-ci vous reste à la main sans la moindre résistance, tandis que l'animal s'échappe gaîment.

On ne me contestera pas que les divers signes que je viens d'énumérer n'aient été *observés* dans les troupeaux malades ou perdus cette année. La seule objection qu'on puisse me faire à ce sujet, serait celle-ci : que par suite d'une longue souffrance la brebis peut présenter quelques-uns de ces caractères ; tel que l'amaigrissement, l'affaiblissement, peut-être même la perte de la laine ; mais ce ne sera plus vrai pour les signes tirés des yeux, du nez, de la montre, symptômes qui n'indiquent pas un de ces épuisements qui peuvent être réparés par les soins, mais bien une décomposition générale presqu'irremédiable. Jamais, en effet, une brebis qui mourra d'inanition ou d'autre maladie ne montrera, tandis que rarement elle mourra comme cette année de pourriture sans avoir montré plus ou moins. *La nourriture est la conséquence de la rosée, la montre est le signe certain de la pourriture.*

Sans doute, toutes les brebis d'un même troupeau ne montrent pas également, parce que toutes ne peuvent être malades, au même degré (ceci s'expliquera dans la suite, pages 27 et suivantes). Mais, dès qu'on a pu *signaler* quelques cas de montre, la présence du mal se trouve *confirmée*, et tout le troupeau ayant été gardé ensemble, chacun des sujets a dû prendre plus ou moins de mal ; ce qui fait qu'un troupeau périt tout entier, en partie, ou se sauve, selon qu'il a été plus ou moins enrosée.

C'est le moment d'*observer*, que si parmi les diverses causes que je viens de réfuter, je n'ai pu jusq'ici en rencontrer une seule qui ait eu le caractère général, c'est-à-dire que je n'ai pu appliquer à tous les troupeaux sans exception ; il n'en sera pas ainsi de la rosée.

Nous avons déjà dit que la maladie ayant *été générale*, la cause qui l'avait produite avait dû l'être aussi ; que dans certains endroits on devait la santé comparative des troupeaux uniquement à la situation plus favorable des pâturages. En effet, la rosée a pu s'étendre sur tous les pâturages, et à part, quelques vastes plateaux dépourvus d'ombrages, sur lesquels la rosée ne peut *se fixer*, ou quelques autres propriétés, situées sur des hauteurs exceptionnelles, où les bestiaux n'auront pas dû périr, à moins qu'ils n'aient été achetés et n'aient ainsi porté d'ailleurs la cause de leur mal.

Tous les autres endroits, tels que bas-fonds, pays boisé, coteaux ou montagnes, là où *les accidents* de terrain empêchent le soleil de pénétrer de bonne heure, pour sécher la rosée, auront été et seront toujours dangereux pour le gardage.

La rosée a pu être la cause générale et unique du mal, parce qu'elle a pu atteindre partout où le mal s'est montré. Aussi bien elle a pu s'étendre sur le pays qui porte le châtaigner que sur celui qui ne produit que le chêne. Mais ce qui paraît surtout étrange, c'est que parmi des propriétés voisines, des troupeaux aient péri à côté d'autres qui restaient intacts. Admettons que, pour expliquer ce contraste, dans un pays également exposé à la rosée, plusieurs voisins aient suivi la même règle de gardage. Il aura dû en résulter évidemment les mêmes avantages ou les mêmes inconvénients, à moins que, par exception, l'un d'entr'eux n'ait eu de meilleurs et plus abondants paccages d'hiver, ce qui aurait sensiblement modifié le mal.

Si, dans ce même pays, à danger égal, un voisin a gardé son troupeau avec la rosée tandis qu'un autre en aura soigneusement préservé le sien, on comprendra de même, que d'un côté la faute aura dû subir sa peine, tandis que de l'autre tout aura été pour le mieux.

Il y a des personnes qui prétendent qu'il n'y a pas eu assez de rosée, l'été dernier, pour avoir pu occasionner toutes les pertes que nous regrettons; je réponds qu'il y a eu l'été dernier assez de rosée pour avoir pu produire toutes ces pertes; qu'il y en a eu surtout, partout où il y avait de l'ombre, de la fraîcheur, de l'herbe grasse; par suite que ce sont là les endroits où les troupeaux auront dû être le plus compromis, et nous venons de voir page 25 comment dans ce cas, un troupeau a pu prendre mal à côté d'un autre qui sera resté bien portant, selon que les gardiens auront su plus ou moins l'éviter. Donc, s'il n'y a pas eu assez de rosée sur certains plateaux élevés, par conséquent aérés et secs, sur la cîme moins étendue de certains mamelons, on ne me contestera pas que les troupeaux qui ont pâturé sur ces lieux n'aient échappé au mal, à moins qu'en les faisant descendre le soir de ces pâturages, qu'on croyait insuffisants, on ne les ait rassasiés, dans de petits vallons plus frais, plus gras, dans des champs dépouillés de leurs millets de leurs fourrages, et dont on voulait utiliser l'herbe avant de la labourer.

On dit encore que tous les ans il y a de la rosée, et que tous les ans les brebis n'en meurent pas ; que, de plus, on ne comprend pas que toutes les brebis d'un même troupeau ne meurent pas également, quand toutes ont été également exposées au danger.

Non-seulement tous les ans il n'y a pas la même quantité de rosée, mais plus la sécheresse est vive, soutenue, et de longue durée, plus la rosée est dangereuse, et plus les brebis en consomment par la raison que pour les préserver d'un soleil qui les empêcherait de paccager, on se croit obligé de les faire manger avec le frais, tandis que les étés pluvieux et sombres, offrent l'avantage du gardage en plein jour. Donc les troupeaux sont plus sujets à la rosée dans certaines années que dans d'autres, parce qu'on les y expose d'avantage. *Témoin,* l'année qui vient de *s'écouler.*

Quant à la différence que l'on remarque dans la mortalité des troupeaux, elle dérive purement de celle qui a présidé à l'absorption de la cause.

Un troupeau périra tout entier s'il a continuellement et pendant trop longtemps consommé de la rosée.

Qnant à ceux qui ne périssent qu'en partie, il faut admettre que bien qu'ils aient été exposés au danger, la position des lieux, l'irrégularité des heures du gardage, les variétés des pâturages où on les conduisait alternativement, ont dû produire une influence d'autant moins grave. Si on ajoute à ces considérations certains autres motifs, tels que les dispositions naturelles plus ou moins aptes au développement du mal dans certains *individus;* l'instinct qui pousse chacun d'eux à rechercher spécialement le genre de nourriture qui lui convient le mieux.

On comprendra que toutes les bêtes d'un même

troupeau ne prennent pas autant de mal les unes que les autres.

Chaque individu d'un même troupeau *dévoile* en effet son goût particulier à un observateur attentif. Les uns rechercheront de préférence l'herbe sèche et se tiendront continuellement aux endroits déjà visités par le soleil ; les autres, au contraire, courront avec empressement vers l'herbe encore humide de rosée, ou plus fraîche et plus grasse quoique bien moins douce, d'autres enfin se dirigeront vers une broussaille ou un buisson pour en brouter les feuilles. Si l'on veut observer ces diverses tendances, on n'a qu'à accompagner quelques jours de suite un troupeau à son pâturage ordinaire, lequel devra être une vaste étendue contenant des chaumes où sera l'herbe tendre et douce exposée au soleil, et des vallées entourées de haies et d'arbustes, à l'ombre desquels on remarquera la plus mauvaise herbe encore remplie d'humidité. On se convaincra que tous les matins chaque brebis prend la même direction que la veille ; c'est-à-dire que celle qui aura recherché la veille l'herbe humide de rosée la recherchera de même le lendemain, et que celle qui l'aura évitée la veille l'évitera encore. Ce qui, en caractérisant l'influence des goûts, explique comment toutes les brebis d'un même troupeau ne sont pas également malades, lors même qu'on observe sur lui des cas d'enrosement plus ou moins graves. Les unes ne cherchant à fréquenter que la rosée, les autres l'herbe *sèche et sucrée*.

Il est un dernier fait digne d'attention. On a remarqué que dans certaines propriétés composées de plusieurs troupeaux, chacun d'eux présentait parfois des conditions de santé différentes.

Voici justement d'autres résultats qui ne peuvent plus laisser aucun doute sur l'effet de la rosée. Tout le monde sait que si dans une propriété on forme plusieurs troupeaux, c'est dans le seul but de donner des soins particuliers à quelqu'un d'entr'eux. Ainsi on aura fait pâturer à part un de ces derniers, on lui aura donné tout ce qu'on aura eu de meilleur, tout ce qu'on aura cru capable de lui faire le plus de bien, soit la fraîcheur, l'herbe tendre, humide de rosée. Il sera résulté de ce système que, dans la même propriété, le troupeau qui aura été seul exposé au danger que nous ne connaissons que trop, sera le seul qui aura péri, aura été malade, ou seulement triste. Qu'on consulte les souvenirs.

D'un autre côté, dans les propriétés où l'on ne

forme qu'un seul troupeau composé de brebis de tout âge, on remarquera que le mal a sévi indistinctement sur tous les âges.

Mais si les agnelles seules ont été tenues à part l'été et ont fréquenté le danger, ce qui a lieu ordinairement; que l'hiver venu en les ait mêlées avec les brebis nourrices, on verra succomber seulement ces plus jeunes animaux au milieu du reste du troupeau qui survit.

Enfin nous avons vu que tous les troupeaux malades ne l'ont pas été au même moment parce que tous n'avaient pas pris leur mal à la même époque, ou que tous n'avaient pas épuisé au même moment les provisions qui les maintenaient.

Nous venons de voir comment certaines causes sont étrangères à la maladie des brebis quoiqu'elles aient été désignées. Nous venons de prouver en même temps le mal que produit la rosée sur un troupeau qu'on tient à conserver en bon état, et de résumer les divers cas, qui ne peuvent s'expliquer tant dans leurs effets généraux et dans leurs effets exceptionnels que par la rosée.

Je m'arrêterai ici, le seul but que je m'étais proposé celui de constater la cause générale des souffrances de 'espèce ovine étant atteint.

Je n'indiquerai non plus aucun remède contre un mal acquis sans que je l'aie expérimenté moi-même, et que je sois arrivé à quelque succès. Mais, en attendant, je recommanderai d'éviter la rosée comme la peste.

Et dans le cas où on aurait à réparer l'erreur de quelque berger maladroit, je ne connais pas de meilleures précautions à prendre que d'aviser à fournir au troupeau une bonne et abondante nourriture d'hiver, seul moyen d'arrêter les progrès de son état débile. Je crois sincèrement que si les campagnes avaient eu cet hiver d'abondants pâturages elles auraient perdu moins de bestiaux, quoique nous ayons vu, page 27, des exemples contraires, c'est-à-dire des cas d'enrosement irréparables.

CONSEIL AUX PROPRIÉTAIRES ET FERMIERS.

Je dois observer avant de terminer ce petit exposé, qu'un grand nombre d'éleveurs du bétail dont j'entretiens le lecteur, et ils sont nombreux dans notre département du Lot, croyant jouir des bénéfices relativement gros et nets, que cette exploitation leur a produit pendant ces dix dernières années, et séduits par le succès d'une imprudente spéculation, avaient cru, pouvoir augmenter considérablement le nombre de têtes dont leur troupeaux étaient ordinairement composés. Il n'a fallu rien moins que le concours de quelques fatales circonstances, dont l'une a été le principe du mal, la rosée ; et l'autre, sa cause de développement rapide, je veux dire l'insuffisance des aliments réparateurs, pour prouver combien cette tentative a été téméraire. Il en a résulté d'abord une grande perte et puisque les troupeaux qui ont été malades et ceux qui ont trop souffert de la famine sont encore naturellement tristes. Le commerce, toujours, craintif les méprise complétement. De là une grande diminution pour le moment du moins dans le prix de ceux de ces animaux qui sont dans cet état, et c'est le plus grand nombre. De là aussi un grand découragement parmi beaucoup d'éleveurs qui ne peuvent écouler leur bestiaux, même à des prix fort réduits.

Cependant les bestiaux qui sont en bon état, s'écoulent d'une manière très active et à des prix très satisfaisants. Les jeunes antanois males, dits bassieux, disparaissent surtout rapidement des champs de foire. Espérons qu'il en sera ainsi de toute l'espèce dès que son état sanitaire le permettra.

Et surtout pour y pousser nous tous éleveurs, lespremiers, diminuons le nombre trop considérable de têtes, que nous avions cru pouvoir atteindre sans inconvénient — nourrissons bien, et tenons nos bestiaux dans le meilleur état d'hygiène possible, en les éloignant des dangers compromettants et par tous les autres moyens qu'il n'est pas de mon sujet de développer, que cette délicate, mais lucrative exploitation exige. Attachons-nous à produire de beaux sujets, en ne visant plus à la quantité, nous parquerons tout aussi bien — nous ferons *au moins* autant d'argent et surtout le commerce nous délivrera plus rapidement.

Je dois prévenir encore les intéressés que M. de Pebeyre, préfet actuel du Lot, vivement intéressé à la prospérité publique, a porté son attention sur les pertes occasionnées par les souffrances de l'espèce ovine, et a pris des mesures administratives, pour en hâter le terme en confiant à la science l'étude de cette épizootie.

Par une invitation en date du 31 mars, il a délégué M. Laur, vétérinaire à Cahors, professeur de zoothecnie à la ferme école du Montat, vers certaines propriétés situées à des extrémités différentes que le mal ravage.

M. Laur a répondu le 15 avril à l'appel de M. le

préfet par un rapport très-étendu et très digne de la confiance dont la haute administration du département l'avait honoré. Comme la chaleur et la sécheresse augmentent toujours, la connaissance de ce document devient plus que jamais utile aux éleveurs. Je les engage donc à se le procurer. Ils y trouveront des moyens préservatifs et curatifs indispensables au maintien et au rétablissement de leurs troupeaux.

Ce rapport est contenu dans le Bulletin de la Société agricole et industrielle du Lot, nos 3 et 4. Mars et Avril 1865.

NOTES

PREMIÈRE NOTE.

Parce que, dans quelques rares cas, on pourrait affirmer, avec raison, que les brebis ont manqué de lait par suite du manque de nourriture, et qu'elles ont laissé perdre ainsi leurs petits; il ne faut pas donner à ce raisonnement plus d'importance qu'il n'en mérite.

Le dépérissement des jeunes agneaux provenait, plus souvent, de la mauvaise qualité du lait, ou bien de leur sevrage forcé par l'épuisement des vaisseaux lactés des mères, que la perturbation portée dans la chylification par le nuisible agent que nous connaîtrons biené tôt, venait produire, que de l'insuffisance réelle de la nourriture nécessaire à la lactation.

Il était du reste très-facile de reconnaître aux agneaux qui naissaient, si les brebis mères avaient été enrosées. Les nouveaux nés, dans ce cas, se dégageaient d'une enveloppe toute jaunâtre, leurs peaux encore fumantes d'une douce chaleur étaient couvertes de glaires assez semblables à des jaunes d'œufs battus que les mères ne pouvaient lécher.

Ces indices très-extraordinaires, et très-répandus cette année, ne peuvent laisser aucun doute. Ce raisonnement se trouve encore confirmé, par l'état des troupeaux d'agneaux qui n'ont pas succombé. Ils sont toujours restés rabougris, souvent phtysiques et enfin tombés en consomption. Il n'est pas douteux que les agneaux, cette année, n'aient généralement toussé d'une manière incroyable depuis leur naissance jusqu'à présent, qu'ils sont âgés de six mois, et qu'ils ne soient encore dans un état piteux et ratatiné, le manque de lait seul produirait-il ces effets.

On peut ajouter en résumé que plus les agneaux naissent couleur safran, moins les brebis les lèchent plus ils deviennent tristes et dépérissent à la mamelle, plus ils ont la diarrhée — plus tôt les mères se tarissent — *plus les brebis mères sont enrosées* — et plus par conséquent elles demandent de soin pour leur salut. De là partant l'agnelage devient une occasion sûre pour se fixer sur l'état sanitaire d'un troupeau de brebis.

DEUXIÈME NOTE.

Quelques personnes sont dans l'habitude de donner du sel et de l'avoine en abondance à leurs animaux quand ils sont malades par suite de l'enrosement. J'ignore si ce remède fait à temps est fort salutaire ; mais, je ne connais rien pour ma part qui décide plus sûrement les accès de ce mal, que cet usage. Si je voulais un moyen pour les exciter, et que le retour du vent du Midi me fît trop languir, ce serait l'usage du sel que j'emploirais.

CONCOURS RÉGIONAL DE CAHORS

DE 1865

CONCOURS RÉGIONAL DE CAHORS.

ANIMAUX REPRODUCTEURS. — Espèce Ovine.

TABLEAU *comparatif des animaux primés et non primés, mais recommandables.*

Il y avait en tout 140 lots d'animaux de diverses races de l'espèce ovine, et chaque lot composé d'un seul individu mâle, avait une loge numérotée.

. Cette espèce formant la 2e classe, était divisée en trois catégories.

La 1re catégorie comprenait toutes les races françaises ; la 2e les races étrangères ; la 3e les croisements divers. Cinq prix et deux mentions étaient destinés aux mâles de la 1re catégorie.

Le 1er prix obtenait une médaille d'or, et 300 francs.
Le 2e — d'argent, et 200.
Le 3e — bronze, et 100.
Le 4e . — — et 100.

Le 5e prix obtenait une médaille de bronze, et 80 fr.

Les mentions étaient simplement nominatives.

Voici comment les prix ont été repartis :

1re Catégorie.

Prix	Race	Loge	Races françaises, — mâles.
1er	Charmoise.	287	A M. de Laveyrie, à St-Chamant, (Corrèze).
			La race charmoise est basse de taille, mais son corps est admirablement proportionné et soutenu. Elle est surtout étonnante par la largeur de son rein. Ces animaux qu'on dit avoir de plus la qualité la supériorité de la laine, par suite celle probable de la viande, doivent exiger des soins et une nourriture toute particulière. Ce bélier était on ne peut plus gras.

Prix	Race	Loge	
2e	Charmoise.	288	M. Aureille Gazard, à Roffiac, (Cantal).
3e	Causse.	321	M. Rulié, à Cézac, (Lot).
			J'observerai que ce bélier, que j'ai trouvé un des plus distingués par la hauteur de sa taille, par la largeur de ses reins, enfin par l'ensemble de ses formes, ne m'a pas paru un pur caussetier. — Je l'ai pris pour un croisé Aveyronnais. — Je ne lui reprocherai rien que sa maigreur.
3e	Charmoise.	301	Rappel de 3e prix, à M. Foulhiade, à Montvalent, (Lot), pour son bélier charmoise, n° 301.
4e	Aveyronnais.	289	M. de Monseigrat, à Vors, (Aveyron).
5e	Quercynois.	287	M. Lavergne, à Alvignac, (Lot).
			Mentions honorables.
1e	Aveyronnais.	302	M. Delpech, à Villefranche (Aveyron).
2e	Quercynois.	298	M. Mézenc, au Bastit (Lot).

RÉSUMÉ COMPARATIF.

La 1re catégorie comprenait 41 loges garnies de béliers français de diverses races divisés ainsi :

Race		
Race quercynoise	27	lot exposés
Aveyronnaise	5	
Charmoise	4	
Auvergnate	3	
Berrichonne	1	
Larzac	1	
	41	

Cinq prix et deux mentions étaient à décerner :

Sur quatre lots exposés, la race charmoise a obtenu les trois premiers prix. Sur cinq lots, exposés, la race Aveyronnaise en a obtenu un, le 4e. Sur 27 lots exposés la race Quercynoise en a obtenu un, le 5e.

Mentions.

Sur deux mentions la race Aveyronnaise a obtenu la 1re.

La 2e est échue à la race Quercynoise.

Il est facile de voir que le bélier Quercynois n'a pas brillé, malgré la confiance et le zèle dont les exposants avaient fait preuve. Il faut reconnaître cependant que cette race avait produit quelques animaux intéressants que je dois désigner pour dissiper tous les doutes.

On remarquait entr'autres les suivants :

Caussetier Quercynois.	299	Exposé par M. Combettes, à Frayssinet (Lot). Bélier à cornes fortes — bien marqué — bon rein pour un cornu ; car les moutons à cornes ont toujours moins de reins que les béliers sans cornes. Il portait beaucoup de laine. C'est un sujet estimable dans son genre.
Caussetier Quercynois.	307	M. Lavergne, à Alvignac (Lot), deux beaux béliers, laine, tête, reins. Ils étaient maigres pour la circonstance.
Quercynois.	312	M. Gibert, à Maxou (Lot). Bélier haut, bon rein,

			à cornes fines, courtes et retournées — genre très estimé. Il ne manquait à cet animal, à trop blanche figure, qu'un peu de noir sous chaque œil, signe caractéristique du vrai Quercynois, et un peu plus de chair sur les os, pour être un animal irréprochable.
	Français.	320	M. Souques, à Cabrerets (Lot). — Autre beau bélier, mais trop maigre encore.
			Femelles de la 1re Catégorie.
			Races françaises.
			Quatre prix et deux mentions étaient destinés aux femelles de cette catégorie.
			La valeur de chaque prix, était la même que pour les mâles.
1er	Charmoise.	324	M. Foulhiade, à Montvalent (Lot).
			La qualité de cette petite espèce de brebis est, comme on le pense bien, la même que celle de leurs mâles

			dont nous avons déjà parlé. Nous pouvons ajouter que, comme eux, les femelles de cette race sont pourvues d'un reins incroyable. On en trouverait à peine de pareils dans nos grandes races. — Elles étaient trop grasses pour la circonstance. Ce n'est pas un concours de graisse. Un point qui me frappe, c'est que les brebis destinées à la reproduction puissent être fécondées dans un état semblable d'engraissement. J'invoquerai à ce sujet le témoignage considérable de Buffon, que je n'ai jamais vu démenti. Il dit dans ses œuvres (page 79). — *La surabondance de la graisse les fait quelques fois mourir, mais toujours elle empêche les brebis de produire.*
2e	Charmoise.	326	M. Aureille Gazard (Cantal).
			Ces brebis sont du même âge que les Quercynoises, n° 328, mais elles sont bien plus petites. — Ce qui

ne les empêche pas d'avoir un aussi bon rein. Les Quercynoises n° **328**, sont comparativement trop maigres, mais quelle différence dans le développement du corps ! Par suite quelle ne devra pas être celle du poids d'une fois engraissées.

3e | Quercynoise. | 328 | **M. Martin (François), à Caniac (Lot).**

Voilà un type de vraies caussetières Quercynoises. Quelles belles figures de brebis, quelle taille, quelle laine quel rein ! Voilà ce qui prouve dans l'exposant un goût digne d'éloges. Avec des femelles semblables, et un mâle aussi distingué qu'elles, quel degré de perfectionnement ne ferait-on pas atteindre à cette race !

4e | Berrichonne. | 325 | **M. Jouannique, à Alayrac (Creuze).**

Ces animaux sont tout-à-fait bas de taille, et faibles de reins. Ce sont les nains de l'espèce.

Je ne comprends ce prix que comme encouragement

à une race qui ne saurait plaire, mais qui peut avoir le mérite d'une existence facile, sur les plages les plus stériles, ou d'autres que j'ignore.

Je m'associe entièrement à l'intention qui a fixé ce prix, car j'aime la variété dans les espèces, pourvu que chacune ait son mérite spécial et indépendant.

M. Jouannique du reste est le seul exposant de cette race; car je n'ai rencontré qu'une autre lot de charmoises Berrichonnes, n° **400**, exposé par la même personne.

Mentions.

1re | Quercynoise. | 333 | **M. Boutil, à Labastide-Murat (Lot).**

2e | Quercynoise. | 331 | **M. Lavergne, à Alvignac (Lot).**

Ce lot comprenait la plus belle brebis du concours, elle réunissait tout ce qu'on peut désirer de supérieur dans une brebis de choix. De pareils types sont difficiles à trouver.

RÉSUMÉ COMPARATIF.

Il y avait 14 loges de brebis françaises de diverses races divisées ainsi :

10 loges garnies de brebis Quercynoises.
2 — Charmoises.
1 — Aveyronnaises.
1 — Berrichonnes.

Quatre prix et 2 mentions étaient à décerner — ils ont été divisés ainsi :

Sur 2 lots exposés la race Charmoise a obtenu les deux...... 1er prix.
Sur 10 lots exposé la race Quercynoise a obtenu le.............. 3e prix.
Sur 1 lot exposé la race Berrichonnne a obtenu le............. 4e prix.

Deux mentions à la race Quercynoise qu'il eut été difficile de porter sur d'autres.

Il était encore un lot de brebis remarquables. — C'était les caussetières Quercynoise n° 330, exposé par M. Bergougnous, de Labastide-Murat (Lot).

2e Catégorie.

Races étrangères pures — mâles.

11 lots dont 9 de race Southdoun. 2 lots de race Dishley.

Trois prix étaient destinés à cette catégorie.

La race Soutdhoun les a obtenus tous les trois.

Femelles.

4 lots. — Tous race Soutdhoun. 2 prix.

3e Catégorie.

Croisements divers. — mâles.

Prix	Race.	N°	
1er	Charmoise Soutdhoun.	387	M. d'Aupias de Blanat. à St-Michel (Lot).
2e	Charmoise Auvergnat.	359	M. Nozières, à Canavelle (Cantal).
3e	Soutdhoun Aveyronnais.	391	M. Mazeyrie, à Condat (Lot). Bon croisement.
4e	Charmoise Quercynois.	318	M. le vicomte Lavaur, à Sainte-Fortunade (Corrèze).
1er	Costwold Berrichon.	401	M. Souquières, à Lacapelle-de-Fraysse (Cantal).
2e	Newkent Aveyonnais.	402	M. Rodat, à Olemps (Aveyron).

3e	Aveyronnais croisé.	393	Cangardel, à Cahors (Lot), beau à l'œil, — mais trop faible de rein. C'est un défaut capital pour le commerce. Ce bélier m'a paru à sa laine nourri au ratelier. — Comme reproducteurs, les animaux élevés à l'état interne ne sont pas bons à donner à des troupeaux destinés aux pâturages externes.

RÉSUMÉ COMPARATIF.

La 3e catégorie comprenait 52 loges garnies de béliers produits de races croisées, divisées ainsi :

Croisements Quercinois	28.	*Report*	44.
Charmois Southdoun	4.	Dislhey Mérinos	1.
Charmoise Auvergnat	3.	Southdoun Aveyronnais	1.
Costwold Berrichon	3.	Charmoise français	1.
Newkent Aveyronnais	2.	Métis Larzac	1.
Mérinos Aveyrannais	2.	Suisse Anvergnat	1.
Charmoise Larzac	1.	Costwold Larzac causse	1.
Barbarin Mérinos	1.	Charmoise Southdoun	1.
		Aveyronnais causse	1.
A reporter	44.	TOTAL	52.

Quatre prix et trois mentions étaient destinés à cette catégorie.

Ils ont été distribués ainsi :

Sur quatre lots exposés, le croisement Charmoise-Southdoun a eu le 1er prix.

Sur trois lots exposés, le Charmoise Auvergnat a eu un prix, le second.

Sur un lot exposé, le Southdoun Aveyronnais a eu un prix le 3e.

Sur 28 lots exposés de croisements Quercynois divers, — ce croisement a obtenu un prix, le 4e, échu au Charmoise Quercynois.

Mentions.

Sur trois lots exposés le Costwold Berrichon a eu la 1re.

Sur 2 lots exposés, le Neublent Aveyronnais a eu une mention, la 2e.

Sur 28 lots exposés, le Quercynois a eu une mention, la 3e, échue au croisement Quercynois Aveyronnais.

Remarquons que 28 lots de croisements Quercynois ont obtenu en tout un 4e prix et une 3e mention !

L'Aveyronnais Quercynois, vient bien et réussit avec d'abondants pâturages. Il s'élève rapidement, acquiert un développement supérieur, et il s'engraisse bien.

Ce croissement offre un bon résultat, mais il ne faut pas douter qu'il puisse vivre aussi simplement que notre pure espèce caussetière Quercynoise.

Mâles croisés remarquables.

Dislhey Français.	379	M. Agar à Cahors (Lot), beau comme masse, mais trop blanc de figure. Il doit lui faloir trop de nourriture pour les pays causses.
Aveyronnais croisé.	382	M. Clary, J. B., à Espère (Lot).
Quercynois Aveyronnais	285	M. Couderc, à Cahors (Lot).
Aveyronnais croisé.	394	M. Pégourié, à Durbans (Lot), des plus beaux que j'ai vu, première force ; mais trop maigre.
Mérinos croisé.	395	M. Clary Giraud, à Cahors. — Beau sujet, — mais il ne peut faire pour notre causse, car il ne pourrait s'entretenir que d'une manière exceptionnelle.
Aveyronnais croisé.	396	Autre sujet exposé par M. Pégourié, précité, qui ne saurait passer inaperçu. Haut et beau de formes, bon rein, – bien marqué de figure, — trop maigre.

3me Catégorie.

Croisements divers. — Femelles.

1er	Southdoun Quercynoises.	421	M. Foulhiade, à Montvalent (Lot).
2e	Aveyronnaises croisées.	410	M. Cangardel (Lot).
3e	Southdoun Auvergnates Charmoises.	406	M. Aureille Gazard (Cantal).
4e	Causse Mérinos.	409	M. Pradines, à Limogne (Lot). Assez jolies, mais petites et faibles de reins. — Limogne est un endroit découvert, où avec beaucoup de soins on peut réussir ce croisement mérinos, — mais il n'en serait pas de même de tous les causses.

RÉSUMÉ COMPARATIF.

Femelles de la 3me Catégorie.

Il y avait dix-sept lots de femelles croisées, — divisés ainsi :

Croisements Quercynois......	10 lots................Composés ainsi :		
Southdoun Auvergnates......	3	Françaises croisées..............	1
Suisses Auvergnates..........	1	Southdoun Quercynoises........	3

Costwold Berrichonnes larzac	1	Aveyronnaises croisées.........	4
Newkent Aveyronnaises.....	1	Croisées mérinos................	1
Charmoises Auvergnates.....	1	Causse mérinos.................	1
Total.......	17	Total.........	10

Quatre prix et trois mentions étaient destinés à ce croisement.

Sur trois lots exposés, — le Southdoun Quercynois a obtenu le... 1er prix.
Sur quatre lots, le croisement Aveyronnais Quercynois a eu le.... 2e prix.
Sur trois lots, le croisement Southdoun Auvergnat a eu le .... 3e prix.
Sur un lot, le causse mérinos a eu le.............................. 4e prix.

Il paraît que les femelles Quercynoises métisses, font mieux que les mâles provenant du même mélange ! Pas de médailles.

Femelles remarquables.

Southdoun Quercynoises | **413** | Exposées par **M**. Circal (Pierre), à **Montvalent**. — Très bon produit. Brebis aussi fortes de rein et aussi belles que l'espèce pure Southdoun. Mais il ne faut pas

espérer que ce croisement puisse réussir aussi bien dans le causse. — **Le lot suivant** en est une preuve frappante.

Southdoun Quercynoises | **419** | Exposées par **M**. Souques, précité. **Mauvais produit.** Ces animaux sont petits, — très faibles de reins, — chétifs et ont l'air souffreteux. Ce lot comparé aux deux lots ci-dessus **421** et **413**, paraît établir d'une manière certaine, la valeur du croisement Southdoun pour le causse.

Sur trois lots exposés, nous remarquons que d'un côté **421** et 413 — (ce dernier âgé de **27** mois), dans un pays de fourrages, — **Montvalent** a bien réussi. — Tandis que de l'autre **419** (âgé de **36** mois) — dans un pays moins abondant en fourrage, a tout à fait mal tourné.

RAPPROCHEMENENT DES RÉSUMÉS COMPARATIFS.

1re Catégorie.

Races françaises pures. — Mâles.

Charmoises purs. — Sur 4 lots exposés............ 3 premiers prix.
Aveyronnais purs. — Sur 5 lots exposés............ 1 quatrième prix.
Quercynoises purs. — Sur 27 lots exposés............ 1 cinquième prix.

Femelles.

Charmoises pures. — Sur 2 lots exposés............ 2 premiers prix.
Quercynoises pures — Sur 10 lot exposés............ 1 troisième prix.
Berrichonnes pures — Sur 1 lot exposé............ 1 quatrième prix.

3me Catégorie.

Croisements divers. — Mâles.

Charmoise Southdoun. — Sur 1 lot exposé......... 1 premier prix.
Charmoise Auvergnat. — Sur 3 lots exposés......... 1 deuxième prix.
Southdoun Aveyronnais. — Sur 1 lot exposé......... 1 troisième prix.
Croisements Quercynois. — Sur 26 lots exposés........ 1 quatrième prix.

Croisements divers, — Femelles.

Croisements Quercynois. — Sur 10 lots exposés..... 2 1ers prix.. Enfin !
Southdoun Auvergnat. — Sur 3 lots exposés..... 1 troisième prix.
Causse Mérinos.......... — Sur 1 lot exposé..... 1 quatrième prix.

Eleveurs de la belle race moutonnière Quercynoise pure, sur cinq prix vous avez eu le 5e. — Sur deux mentions, vous avez eu la 2e.

Eleveurs des belles brebis Quercynoises pures, sur quatre prix vous avez eu le 3e. Sur deux mentions vous avez eu la 2e.

Amateurs de croisements mâles. — Sur quatre prix vous avez eu le 4e. Sur deux mentions vous en avez eu zéro.

Les produits métis femelles, ont mieux réussi.

Quercynois, ne désespérez pas de votre race, avec le temps la lumière se fera, et sa revanche est certaine. Son grand mérite n'est pas assez bien apprécié, mais ça viendra, c'est à vous à le faire éclater.

Jusqu'au prochain Concours donc ! Seulement quand vous voudrez exposer, soignez mieux vos animaux. Sans prétendre à cet état d'engraissement qui ne siérait pas à la circonstance, ils doivent être présentés dans un état convenable d'entretien, devant une commission digne à tous égards d'un mandat noble et délicat, et présidée d'office ou d'honneur par les sommités de l'administration.

CONCOURS RÉGIONAL DE CAHORS

COMPTE-RENDU. — ESPÈCE OVINE

CONCOURS RÉGIONAL DE CAHORS

Compte-rendu. — Espèce ovine

Je ne parlerai que de l'espèce ovine, son examen ayant absorbé tout mon temps. Mais je traiterai cette question avec toute la liberté que ma position de propriétaire non exposant me laisse.

Je suis d'abord obligé de dire que la Commission, chargée de juger les animaux de l'espèce ovine, a tout-à-fait mal compris le véritable intérêt qui se rattache à cette espèce. Elle a surtout déprécié la race pure quercynoise, dont j'ai à cœur de relever le mérite.

En général elle a primé la graisse, uniquement la graisse, c'est-à-dire les familles qui se prêtent le mieux à ce genre de spéculation, comme on peut le voir par le tableau comparatif des animaux primés et non primés, mais recommandables, que je viens d'exposer.

Etait-ce la graisse qu'elle devait primer? Non, puisque ce n'est pas ainsi que s'atteint le but du gouvernement qui veut encourager l'élevage et le perfectionnement des espèces. Je dis des espèces, car il n'est pas possible qu'il soit dans son intention de vouloir faire disparaître nos races indigènes, pour les remplacer par des races étrangères quelconque que nous ne pourrions accepter imprudemment. S'il en était ainsi, les difficultés seraient grandes, de longue durée, et le résultat cherché difficile à obtenir. Notre département, possédant une race très-estimée, faite à la nature de son climat, de ses pâturages, s'améliorant sans cesse par l'intérêt qui se rattache au progrès de la reproduction, ne peut que très-difficilement, ce me semble, arriver à l'acclimatation de races nouvelles qui exigeraient des soins impossibles.

Je dirai plus, j'ai la croyance qn'une race nouvelle queconque, finirait par dégénérer et tomber à la longue dans la nature de notre race actuelle, tant la puissance du climat et des pâturages influent sur cet animal. Il n'y aurait qu'un moyen de conservation, ce serait d'établir des dépôts d'étalons pour l'espèce ovine, qu'on tiendrait tous les ans à la disposition des éleveurs, comme on le fait pour l'espèce chevaline. N'est-il pas incontestable que la qualité de la laine change *d'une manière étonnante* dès que l'animal change *de climat et de pâturages ?*

Voyons à présent quels sont les avantages de notre espèce quercynoise que la Comission a tant méconnus :

D'abord notre bélier quercynois est un animal incontestablement beau de forme, d'une taille haute et dégagée; conditions essentielles, dans un pays où cet animal est obligé de courir sans cesse pour prendre sa nourriture sur de vastes étendues de pâturages, quand il n'est pas obligé de faire de longues courses journalières pour arriver jusqu'à eux. Il porte bien sa tête dont la figure flatte la vue, quand elle est tachetée de noir, ou que, mieux encore, elle se trouve ornée d'une petite lame noire sous chaque œil; détail fort apprécié, non-seulement pour les reproducteurs mâles, mais encore par le commerce lui-même qui aime cet ornement même dans les femelles.

Comment exprimer surtout la sobriété admirable de cet animal que l'on voit vivre et croître en forts troupeaux, sur des pâturages, où l'on aurait souvent lieu de supposer que pût subsister un seul d'entr'eux, tant ils sont pauvres d'herbes!

On reproche, paraît-il, quelque chose à sa laine, mais prenez garde, la nature est plus sage que nous, elle s'obstine au maintient des bonnes choses que l'homme cherche vainement à détruire. C'est ainsi que dans notre pays, on verrait repousser, comme je l'ai déjà dit, notre laine commune sur le corps même des mérinos acclimatés, et je ne crois pas ceci une erreur, peut-il en être autrement ?

Notre espèce ovine est aussi utile comme fumure pour un pays ingrat, que comme production pécuniaire. Son engrais est même indispensable. Ce sont là ces deux grandes qualités; car, comme graisse, elle ne rendrait plus les sacrifices qu'elle exigerait. Notre département n'étant généralement propre qu'à l'élevage, comme d'autres ne le sont qu'à l'engraissement. Que deviendrait la culture des terres dans notre département sans le secours du parcage? Que de champs en beaux rapports que la friche envahirait sans lui, et les races qui s'engraissent le plus rapidement dans toutes les espèces sont-elles celles qui donnent le plus de fumier? Les vaches grandes laitières, donnent-elles relativement plus de lait, de travail ou de fumier ? Le Durham donne-t-il du travail ou de la graisse ? Cet animal conviendrait-il à notre causse ? Chaque race a son mérite, il s'agit de développer celui qui lui convient et de ne pas confondre. Or, je le demande, ces laines si fines, si crépues, résisteraient-elles comme les nôtres aux épreuves du parcage en plein air pendant une grande partie de l'hiver ?

Cette masse graisseuse que le moindre toucher agite d'un bout à l'autre résisterait-elle aux moindres feux de l'astre qui jaunit la moisson et noircit la vendange, pour aller et revenir des pâturages obligés. Je ne puis trop l'admettre.

Cependant quelques-uns croient que la délicatesse de la laine est l'indice de la délicatesse de la viande. D'autres, au contraire, semblent douter que les races à laine crépue vaillent celles à laine lisse. Buffon lui-même est de ce dernier avis puisqu'il dit, p. 84 : (*Pour la qualité, la laine lisse vaut mieux que la laine crépue : on prétend même que les moutons dont la laine est trop frisée ne se portent pas aussi bien que les autres.*

Voilà, en attendant, les avantages de la race quercinoise.

Dans les propriétés du Lot où l'on entretient, sans autres soins que l'herbe naturelle des bois et des champs à laquelle on ajoute simplement quelques herbages ensemencés, tels que raves, seigles, avoines, qu'on prépare pour leur donner l'hiver en rations quotidiennes, dès que l'herbe ordinaire est épuisée, on passe ainsi de 100 jusqu'à 7 à 800 bêtes à laine dans beaucoup d'exploitations (1). Et veut-on savoir ce qu'ont produit ces troupeaux à condition d'entretien, si modestes

(1) On ne saurait se faire une idée du nombre de bêtes à laine que le département du Lot produit, et par conséquent de l'aisance qu'il lui amène si peu que le commerce favorise l'écoulement de la partie qui lui est destinée.

pendant les **12** dernières années (celle qui court et sa précédente, c'est-à-dire le revers de médaille excepté) chaque tête a rapporté à son maître au moins de **7** à **15** fr. par an, soit en moyenne **11** fr. Voyez les sommes énormes qu'ont dû toucher les possesseurs de troupeaux composés de **100** à **7** à **800** têtes, et qui sont nombreux dans le département.

De plus, ces troupeaux parquent en plein champ, chaque nuit, pendant neuf mois de l'année, cent brebis parqueront ainsi trois hectares de terre par an.

Je doute que les races que j'ai vues briller au concours de Cahors pussent supporter de pareilles conditions, et offrir ces mêmes avantages.

Dans les propriétés du causse *en général,* on vend tous les ans les agneaux mâles, les femelles les moins belles, réservant les meilleures pour remplacer les mères que l'âge trop avancé ne permet plus de conserver pour la reproduction, et que les provinces voisines, plus riches en gros pâturages, telles que l'Auvergne, le Rouergue, etc., viennent acheter pour engraisser. Consultez ces pays et vous saurez alors combien ces vieilles brebis quercinoises leur réussissent.

Ainsi on retire beaucoup d'argent des agneaux mâles que les départements de la Corrèze, de la Creuse, de la Dordogne, de Lot-et-Garonne viennent ordinairement enlever : 2° de quelques agnelles ; 3° des vieilles brebis ; 4° enfin de la laine du troupeau restant qui se maintient encore à un prix très-élevé. Ces revenus sont d'autant plus nets, qu'on n'en distrait plus la moindre fraction pour le remplacement des animaux vendus.

A l'approche des grandes chaleurs, on dépouille de leur toison les animaux qu'on destine à la reproduction ou au parcage, et ainsi débarrassé de cette chaude et utile couverture d'hiver, ils peuvent braver les chaleurs de l'été.

J'ajouterai que notre race, après tous ces services méritoires doit donner encore, bien engraissée, plus de poids que les espèces southdoun charmoises, etc. (*la supériorité du développement de son corps offrant plus d'extension au progrès de la graisse*). Je me rappelle un de mes moutons croisé quercinois aveyronnais qui, loin d'être gras, me fut acheté au poids, en 1854, pour être fini. Il pesa à la bascule de Figeac 93 kilo. J'ignore ce qu'il pesa plus tard, mais je doute que les plus beaux des espèces à graisse puissent aller au-delà. Quant à la supériorité de la qualité de leur viande, je ne puis me prononcer n'ayant jamais eu occasion de comparer, mais je tiens pour sûr seulement qu'à défaut de mieux on s'est jusqu'ici très bien accommodé des gigots et des côtelettes du pays.

La commission, composée de personnages étrangers à notre département (1), probablement propriétaires de terres exeptionnellement aptes à la culture de la prairie naturelle et artificielle, par suite consacrées particulièrement à l'engraissement, me paraît n'avoir envisagé la question qu'à ce point de vue exclusif. La race Aveyronnaise s'engraisse plus rapidement que la nôtre parce qu'elle est bien plus vorace, a-t-elle été mieux traitée bien qu'elle soit aussi très forte de corps.

J'ai été surpris de ne rencontrer parmi les femèles de races françaises diverses, qu'une *seule loge* garnie de *brebis Aveyronnaises* exposées, sous le n° 335, par M. Carayre, à Salles la Source (Aveyron). Je dois dire en passant, que c'est là aussi une race qui n'est pas à dédaigner ! Pourquoi l'Aveyon n'exposait-il pas davantage ? Cette race n'est cependant pas dépourvue de beaux échantillons !

On devrait classer par race les animaux de la manière suivante.
1er Elèves.
2e Reproducteurs.
3e Graisse.

(1) Elle a été tiré des départements suivants : Nièvre, Creuse Aveyron, Lot-et-Garonne, Corèze.

L'espèce ovine Quercynoise rend trois importants services, — en donnant : 1° son parcage ; 2° ses produits en tant qu'exploitation (*agneau, lait, laine*) ; 3° Sa viande. Services qui ne permettront jamais, je crois, aux races Southdoun, Charmoise, et pas même à l'Aveyronnais pur, — de succéder à la race caussetière Quercynoise, les deux premières resteront toujours reléguées dans quelques propriétés particulières, uniquement consacrées à l'engraissement.

Cependant comme je suis partisan de toutes sortes de progrès bien entendus, et que surtout j'abhorre la routine. Je verrais avec plaisir et intérêt (tout le pays le verrait comme moi) les plus riches et les plus capables de nos agriculteurs *Caussetiers* entrer dans une louable voie, en introduisant comme essaie sur nos pâturages quelques sujets Charmoises et Southdoun. Pour ma part je suis obligé de viser sans cesse au positif. Que ceux donc qui ont le mérite des expériences coûteuses, reçoivent en passant le seul tribut de reconnaissance et d'admiration que je puis lui offrir.

Il y a deux systèmes d'agricultures. L'agriculture positive, qui doit d'abord se suffire, et ensuite progresser constamment par elle-même, sans renoncer à être expérimentatrice, et l'agriculture de luxe qui n'a nul besoin de comptes quoiqu'elle coûte.

La première est celle qui convient au plus grand nombre, aux pères de familles, aux propriétaires endettés, aux fermiers, — à tous ceux enfin pour qui le bien-être dépend d'une sage économie domestique.

La seconde est permise aux rentiers, aux riches célibataires, aux riches maris sans enfants, — car avec quelques sous d'argent mignon, on peut faire des réparations d'utilité ou d'agrément, on peut se procurer des bestiaux à la mode coûte que coûte leur achat et leur entretien ; on n'a même pas à craindre de faire brêche à la bourse, comment que tourne le prix du bétail acheté, les revenus de l'an prochain ne dépendant ni de son rendement, ni du temps, ni du commerce !

C'est à ces positions particulières, que nous léguons le soin de nous fixer plus tard, sur la valeur éprouvée de ces animaux pour lesquels on a un engoument momentané. C'est elles que nous chargeons de nous dire sincèrement, si avec eux, nous pourrons parquer malgré la pluie et le froid, car ce n'est que par ce moyen que nous obtenons du bled, et ce qu'on appelle la gomme qui fait la qualité du tabac, si nous pourrons avoir le même nombre de bêtes, ou si ce nombre, forcément réduit, nous donnera le même argent, sans aller charroyer au loin et à chers deniers, les trèfles et les regains indispensables à leur nourriture d'hivers. (1) Qu'on nous fixe, et si ces épreuves réussissent et nous offrent le plus d'intérêt, tout Quercynois que nous sommes et tout entichés que nous paraissions de notre race, nous saurons petit à petit et insensiblement, mettre à profit les races nouvelles qu'on semble nous désigner.

CONCLUSION.

N'introduire qu'avec précaution les races Southdoun Charmoises, etc., dans les fortes bergeries du causse.

Appliquer à nos pâturages et à nos habitudes quelques petits troupeaux de ces races comme épreuve.

D'un autre côté, s'appliquer à produire *de beaux sujets caussetiers Quercynois purs,* n'importe à quels frais, ils les rendront bien. A l'œuvre donc les amateurs, et bonne chance jusqu'au Concours prochain.

Prime d'honneur.

La prime d'honneur décernée, au propriétaire directeur de la Ferme-Ecole du Lot, a produit une surprise pénible dans le public. Les fermes-écoles devraient

(1) Dans nos environs, le foin se vend généralement, en pré, de 7 à 8 fr. les 100 k.; les regains de 6 à 7 fr. Cette année le foin vaut 10 fr., les 100 k. en pré.

être exclues de ces luttes, par la raison qu'elles sont dans des conditions exceptionnelles, et qu'elles ne sauraient entrer en lice.

L'agriculture espère que le gouvernement comprendra l'importance et la justesse de cette réclamation qui n'est rien moins que l'expression du sentiment public ; sans quoi on finirait par voir ces exploitations modèles, seules dans certains départements, « *combattre sans péril et triompher sans gloire !* »

Il y aurait bien encore d'autres petites choses à dire, mais je reste convaincu que, s'il y a eu des abus ils ne manqueront pas d'être signalés à l'administration, qui prendra des mesures pour qu'à l'avenir les choses se passent plus régulièrement.

Somme toute, le Concours a été réellement intéressant et beau. — Les exposant nombreux, — la ville remplie de beau monde, — la fête magnifique ; ce qui promet beaucoup pour le Concours prochain.

Proposition importante pour l'Agriculture.

Il serait à désirer, pour voir faire à l'agriculture des progrès rapides et sérieux, — qu'on reconnût en principe deux sortes de culture — qui sont en fait opposées comme exploitation et comme produit, et qu'on a toujours confondues. On les distinguerait si l'on voulait par les dénominations de *grande culture* et de *petite culture*.

La grande culture, comprendrait toutes les exploitations à sol profond quelle qu'en fût la nature et la qualité ; et qu'il serait facile d'améliorer sans cesse par le moyen des instruments, des engrais, des divers systèmes que la science développe tous les jours : tels que drainage pour les terres argileuses et trop humides, etc., irrigation pour les terres sèches et légères, systèmes qui sont appelés à de grands développements et à produire d'immenses résultats.

C'est principalement à ces premières exploitation que serait réservé le soin de faire progresser le rendement des terres par la fécondation artificielle des plantes à céréales et fourragères, — celui de l'engraissement des bestiaux.

La petite culture comprendrait toutes les exploitations à sols peu profonds, rocailleux, empêchés, — que les instruments les plus ingénieux et les efforts de la science ne parviendront jamais à changer radicalement, mais qui ne sont pas moins susceptibles de grandes améliorations et de grands progrès.

C'est principalement à ces exploitations qu'on laisserait le soin de l'élevage ou culture des animaux utiles.

N'est-ce pas là en effet que cette culture est actuellement pratiquée sur la plus grande échelle ? N'est-ce pas là que s'élèvent toutes les espèces de bestiaux ? Espèce ovine, chevaline, porcine et bovine ?

C'est dans les propriétés de ce genre qu'on devrait introduire la plantation de la vigne, dont elles sont presque toutes dépourvues, et où elle viendrait bien cependant.

Je ne comprends pas que beaucoup de familles, de bons propriétaires qui pourraient recueillir et user au besoin de cette liqueur qui stimule et soutient les forces du travailleur, ou tout au moins d'une agréable et abondante piquette, — en soient encore à l'eau..... souvent mauvaise. S'il est vrai que quelques essais de plantations de ce genre, aient été tentés et n'aient pas réussi d'une manière satisfaisante, il ne faut pas accuser la nature du sol.

De bonne foi, la viticulture prendra-t-elle dans une contrée, où comme on l'a vu le premier planteur désapointé, après 3, 4, ou 5 ans de soins et de sacrifices, sans récompense, détruira sa plantation ?

C'est encore dans ce pays que se trouve la ressource du bois de chauffage, dont tout le monde sait tirer parti comme produit, mais dont peu de personnes savent entretenir les rejets. Aussi n'obtient-on les nouvelles coupes que tous les vingt-cinq ou trente ans c'est-à-dire qu'au bout du temps voulu pour les hauts-taillis, lorsqu'on devrait les obtenir tous les seize à vingt ans, c'est-à-dire dans le temps convenu pour le moyen taillis. C'est encore ce qui fait dire des bois bien tenus, *qu'ils poussent* vite dans certaines propriétés.

C'est-là surtout où le tabac obtiendrait toute la qualité désirable. On devrait le cultiver, et l'on se trouverait bien de ce genre de culture ; car aucune autre récolte ne peut atteindre la valeur de celle-ci si elle est habilement conduite jusqu'à la régie. En général on ne sait pas le soigner. Chaque planteur devrait être un connaisseur ou s'étudier à le devenir. Cette condition étant indispensable pour la réussite d'une plantation (1).

Sont-ce là des progrès peu importants à obtenir ?

Tant qu'on ne s'occupera que de la première de ces deux cultures, qu'on délaissera la seconde, ou qu'elles resteront confondues, celle-ci ne fera pas de progrès rapides. — A tout il faut une direction, des instructions, des exemples.

Et croit-on que la petite culture soit moins importante comme rapport que la grande ? qu'on relève les diverses productions des nombreux

(1) Plusieurs planteurs, n'altèrent-ils pas par incurie au séchoir la qualité de plantations qui leur avaient bien réussi jusque-là ?

départements montueux ou montagneux de la France que la nature de leur sol classerait indubitablement dans la deuxième culture, qu'on les compare à celle de la première, et l'on sera convaincu du contraire.

Et pourquoi confondre après tout les principes que la nature a si bien tranchés. Sa règle est celle-ci. Que les populations qui ne craindront pas d'aller forcer les terres les plus difficiles et les plus ingrates à leur donner la vie, soient aussi rassurées sur leur sort, que celles qui croiraient pouvoir se confier à l'aspect séduisant des plaines et des vallées opulentes, car la richesse et l'abondance viendront dans ces maigres pays couronner les sueurs des premiers en les comblant de biens ; au moment où la misère et la ruine iront persécuter celles qui auront cru mieux faire en acquérant les sites féconds et les endroits plus gras.

Quand le cycle des grandes et toujours croissantes sécheresses qui stérilisent les cimes et les flancs des montagnes et sillonnent de toutes parts la terre par des fentes larges et profondes, qui rendent enfin le caussetier (1) tributaire du riverain aura fini son cours ; que les grandes pluies, que les débordements comme autant de torrents impétueux et effrénés, qui n'auront

(1) Cultivateur des pays élevés — des terres sèches, maigres marneuses et calcaires.

d'autres digues que les pieds de ces mêmes montagnes auront commencé le leur, tout sera ravagé, emporté, ou détruit dans la plaine, l'homme de la vallée réclamera à son tour sa part de l'abondance que produit sur sa tête la cause même de sa ruine !

La nature dégrade et répare, prend et rend, chagrine et console tour-à-tour. Nul n'est à l'abri de ses coups pas plus que de ses bienfaits (1). Cette marche est la conséquence éternelle de la justice compensée qui présida à la création. C'est ainsi que Dieu la régla pour toujours.

Et puis, quelle différence dans les moyens de culture. D'un côté tout se fait encore forcément par les bras de l'homme. Les instruments que le génie crée et perfectionne sans cesse, ne se prêtent qu'à un genre de labour, celui des terres sans obstacles. Là, l'homme n'a qu'à diriger. Le joug et la vapeur rivalisent d'ardeur et de puissance pour pénétrer jusqu'à l'abondance enfouie dans la profondeur de la terre. Les charrues, les moissonneuses, les faucheuses, tout ce merveilleux attirail, produit par l'esprit moderne, n'est encore applicable qu'à la grande culture. Tant mieux pour elle car l'homme semble poussé plus que jamais à changer

(1) Les années pluvieuses ruinent les terres, que les années sèches font abonder ; les années sèches au contraire ruinent celles qui produisent d'autant plus qu'il tombe plus d'eau.

sa nature et vouloir se soustraire à cette parole du Créateur : « La terre ne produira plus que par tes sueurs ! » L'homme croit-il alléger ses sueurs en les portant ailleurs?

Mais qui songe à la petite culture, celle pour qui les machines connues jusqu'ici sont impuissantes et inapplicables, et qui est pourtant la seule ressource des années désastreuses, en produisant l'abondance quand la plaine souffre !

En attendant, les bras deviennent de plus en plus rares et les machines qui leur succèdent avec économie pour la grande culture, laissent languir la petite dans un embarras et un malaise toujours croissant. Qui donc pourra donner à celle-ci les bras qui lui manquent, puisqu'elle ne peut s'accommoder ni des machines ni de la vapeur, — qui? Le gouvernement, lui seul, est assez riche pour lui tendre la main et exciter en elle cette émulation qui triomphe de tout.

Pour nous, que pouvons-nous faire? Signaler les besoins et faire des vœux pour que la petite culture qui, par son importance et ses souffrances, paraît mériter une attention particulière, connaisse enfin les encouragements et le progrès, qu'on n'obtiendra qu'en la rendant indépendante et rivale de la grande culture.

FIN.

ERRATA.

Page 1, au lieu de *conditions*, lisez : considérations.
— 24, ligne 1, au lieu de *que je n'ai pu*, lisez : que j'ai pu.
— 40, — 10, avoir *de plus la qualité la supériorité*, lisez : avoir de plus la supériorité de la qualité.

TABLE DES MATIÈRES.

Introduction v
De la cause réelle de la maladie des brebis en 1864-1865.— Chapitre 1er. — Considérations générales. 1
Chapitre II. — Des diverses causes de la maladie... 3
Première cause. — La famine.................. 5
Deuxième cause. — La soif...................... 7
Troisième cause. — Les mauvaises boissons........ 8
Quatrième cause. — Les brouillards..... 9
Cinquième cause. — Le degré inaccoutumé des chaleurs de l'été dernier........................ 10
Sixième cause. — Le gland..................... 11
Septième cause. — La terre mangée par les brebis et la poussière qu'elles ont dû avaler par la respiration. 12
Huitième cause. — La mousse..................... 16
De la véritable et unique cause du mal. — La rosée. 19
Conseil aux propriétaires et fermiers............ 31
Notes 35

Concours régional de Cahors, de 1865............ 37
Animaux reproducteurs. — Espèce ovine. — Tableau comparatif des animaux primés et non primés, mais recommandables........................... 39
1re catégorie. — Races françaises, — mâles........ 40
Femelles de la 1re catégorie. — Races françaises..... 44
Résumé comparatif............................ 48
2me catégorie. — Races étrangères pures — mâles.. 48
— — — — femelles .. 49
3me catégorie. — Croisements divers — mâles..... 49

Résumé comparatif.......................... 50
Mentions.................................. 51
Mâles croisés remarquables 52
4me catégorie. — Croisements divers — femelles... 53
Résumé comparatif. — Femelles de la 4me catégorie. 53
Femelles remarquables.......... 54
Rapprochements des résumés comparatifs. — 1re catégorie. — Races françaises pures — mâles 56
— — — femelles...... 56
3me Catégorie. — Croisements divers mâles....... 56
— — — femelles 57

Concours régional de Cahors. — Compte-rendu. — Espèce ovine.............................. 61
Conclusion................................ 71
Prime d'honneur..... 71
Proposition importante pour l'agriculture.......... 72

www.ingramcontent.com/pod-product-compliance
Ingram Content Group UK Ltd.
Pitfield, Milton Keynes, MK11 3LW, UK
UKHW021623260726
13994UKWH00003B/1038